EXAMEN COMPARATIF

DES EFFETS PRODUITS PAR L'HÉMOSPASIE

(GRANDE VENTOUSE)

AVEC LES RÉSULTATS OBTENUS

PAR LES MOYENS STIMULANTS LES PLUS ÉNERGIQUES.

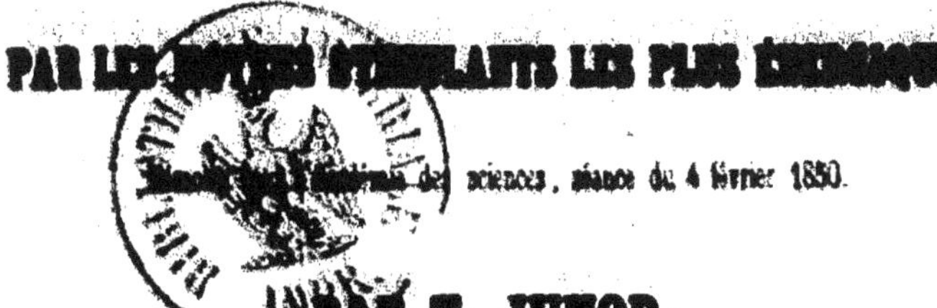

Mémoire lu à l'Académie des sciences, séance du 4 février 1850.

PAR T. JUNOD,

Docteur en médecine de la Faculté de Paris, spécialement attaché aux hôpitaux des départements de la Seine, Lauréat de l'Institut de France (Académie des sciences), membre de plusieurs sociétés savantes.

PARIS,

CHEZ L'AUTEUR,

RUE BASSE-DU-REMPART, 50.

ET CHEZ J.-B. BAILLIÈRE, 14, RUE HAUTEFEUILLE.

—

1850

EXAMEN COMPARATIF

DES

EFFETS PRODUITS PAR L'HÉMOSPASIE

(GRANDE VENTOUSE)

Avec les résultats obtenus par les moyens stimulants les plus énergiques.

Mémoire lu à l'Académie des sciences, séance du 4 février 1850

PAR T. JUNOD, DOCTEUR EN MÉDECINE.

(EXTRAIT DE LA *REVUE MÉDICALE*.)

> « L'expérience, l'inébranlable assise de toutes les certitudes médicales. » (Bouillaud.)

Messieurs,

Dans les mémoires précédents que j'ai eu l'honneur de lire et de soumettre à l'Académie des sciences (1), je crois avoir démontré que la méthode hémospasique, autrement dit la révulsion portée à sa plus haute puissance, a des avantages marqués, incontestables, sur une foule de moyens employés

---

(1) Voyez : 1° *Considérations sur les inconvénients et les dangers des saignées générales et locales* trop répétées, et sur un moyen certain d'obtenir dans la plupart des cas tous les avantages des émissions sanguines sans épuiser les forces. (Mémoire lu à l'Académie des sciences le 19 février 1849 ; *Revue médicale*, cahier de février 1849, pag. 185.)

2° *Des avantages de la méthode hémospasique* substituée dans certains cas à l'emploi de médicaments énergiques. (Mémoire lu à l'Académie des sciences le 28 mai 1849 ; *Revue médicale*, mai 1849, pag. 32.)

3° *Observations relatives à l'application de la méthode hémospa-*

journellement dans la pratique, et qu'on doit la substituer hardiment à ces mêmes moyens dans certains cas déterminés. J'ai fait voir en outre que les résultats obtenus par cette méthode bien dirigée, sont aussi nombreux qu'importants : Ce qui est très-facile à expliquer, si l'on fait attention d'une part, que cette méthode peut élever la révulsion à un degré d'utilité supérieur à toutes celles qui sont en usage, et de l'autre que cette puissance révulsive peut être facilement graduée. En effet, on peut en quelque sorte la proportionner, la calculer pour ainsi parler, mathématiquement, en étendre, en resserrer, en diminuer, en augmenter indéfiniment les résultats, avantage immense auquel ne peut être comparé aucun des moyens de thérapeutique employés dans cette intention, et facile à apprécier par quiconque aura seulement réfléchi aux exigences toujours renaissantes et souvent urgentes de la pratique médicale.

En s'y prenant convenablement on peut, en moins de trente minutes, attirer dans les capillaires de vingt palettes à 3 ou 4 kilog. de sang, ce qui peut exactement s'évaluer par le procédé que j'ai indiqué dans un précédent mémoire. En portant aux dernières limites ce déplacement on arrive à un état voisin de la lypothymie, et cet état particulier donne lieu à des crises les plus salutaires au début de la plupart des maladies aiguës. Pour que cet énorme déplacement persiste et ne rentre pas de suite dans la circulation générale, il suffit de revenir à l'hémospasie une ou deux fois dans les 24 heures ; en s'y prenant ainsi le sang est retenu dans les capillaires de la peau aussi longtemps que le traitement l'exige, si au contraire on suspend les applications, ce fluide met ordinairement un jour ou

---

sique au traitement des plaies par armes à feu et de diverses affections chirurgicales, lues à l'Académie des sciences le 18 juin 1849. *Gazette médicale*.

4° *De l'emploi de la méthode hémospasique* dans le traitement du choléra épidémique. (Mémoire lu à l'Académie des sciences le 6 août 1849 ; *Revue médicale*, août 1849, pag. 393.)

deux pour rentrer dans la circulation générale ; et ce retour s'effectue lentement, toujours graduellement et sans aucune espèce de réaction. Malgré son énergie, ce moyen ne peut nuire lorsqu'il est employé par une main exercée; c'est ce que j'ai fait constater par les milliers d'applications répétées dans les hôpitaux depuis 17 ans, sans qu'aucun inconvénient ait été signalé.

Maintenant, poursuivant mon œuvre, et j'ose le dire, avec un certain courage, mon but est de mettre en parallèle les résultats obtenus par ma méthode révulsive avec les moyens les plus énergiques, les plus stimulants, employés dans ce cas.

J'essaierai de prouver que non-seulement ces moyens n'atteignent pas le but que l'on se propose, ou ne l'atteignent qu'imparfaitement, mais que leur emploi, plus ou moins actif, plus ou moins répété, entraîne souvent de graves accidents, je dis plus, qu'on ajoute parfois une maladie à une autre. Je pourrais citer une multitude infinie d'observations particulières tirées de ma pratique et de celle de mes confrères; mais je n'en veux exposer ici que l'expression la plus condensée, et ne pas allonger inutilement ce travail. Toutefois je tâcherai de ne rien oublier d'essentiel : faits et chiffres, expérience et résultats, ces puissants moyens de logique médicale auxquels j'ai eu constamment recours. Voyons donc quels sont les effets que produisent les agents externes dont la puissance révulsive semble la mieux établie.

1° Vésicatoires.

Certes, on peut mettre les vésicatoires au premier rang : que n'a-t-on pas dit, que n'a-t-on pas espéré, que n'espère-t-on pas encore de ce moyen employé naguère avec une confiance véritablement inexplicable?

Si l'on parcourt les annales de la médecine clinique, on trouvera que les vésicatoires ont été une ressource dernière pour les praticiens, qu'on les a prodigués dans presque toutes les espèces de maladies, chez tous les individus indistinctement; puis, comme on leur a reconnu de graves inconvénients, des dangers même, aujourd'hui on en a restreint l'emploi à des cas qui sont loin d'être déterminés avec précision. En général les vésicatoires produisent deux effets bien connus, l'un qui est local, comme l'excitation, la rubéfaction de la peau, ensuite l'exhalation d'un liquide séreux plus ou moins abondant : l'autre, général, une certaine excitation des systèmes circulatoire et nerveux. Mais jusqu'à quel degré peut-on produire ces effets pour en obtenir des avantages sans en craindre les inconvénients? Comment calculer la mesure de retentissement qu'aura l'effet local dans toute l'économie? par quelle voie est-il possible d'apprécier la sensibilité individuelle, afin de proportionner l'action vésicante à cette même sensibilité? Ce sont là autant de problèmes cliniques dont la solution est plus difficile qu'on ne croit; et quand on y réfléchit, on est vraiment étonné de l'imprudente facilité, pour ne pas dire plus, avec laquelle on prescrit les vésicatoires dans une foule de maladies.

On connaît d'ailleurs, comme je viens de le dire, les inconvénients déja signalés avec autant de force que de vérité par Baglivi, d'accord en cela avec l'expérience journalière; en effet, les vésicatoires déterminent souvent des ardeurs dans la vessie parfois suivies de dysuries, de strangurie et même d'hématurie, et l'on peut dire que s'il y a une *maladie mercurielle*, il y a aussi dans certains cas, une *maladie cantharidaire :* le camphre, le papier huilé proposés dans ce cas, sont très-souvent insuffisants. On sait encore que les vésicatoires déterminent quelquefois des érythèmes et même des érysipèles, chez certaines personnes; que d'autres fois, sans causes appréciables, la plaie du vésicatoire s'étend de plus en plus, et que cette espèce d'ulcération sanguante finit par envahir un membre tout entier, malgré tous les efforts de l'art; c'est ce qu'on remarque surtout chez les enfants. Dans d'autres cas, la surface vésicatoriée devient le siége d'une exhalation sanguine, qui tantôt paraît due à l'excès de l'inflammation, d'autres fois à un état passif, indépendamment du gonflement et de l'irritation des ganglions lymphatiques placés dans le voisinage. Dans les fièvres typhoïdes, les vésicatoires produisent, dans une multitude de cas, des eschares gangréneuses, et parfois des ulcérations consécutives d'une très-difficile guérison.

De deux choses l'une : ou l'action vésicatoriale est très-modérée, alors sa médication est nulle ou à peu près; ou bien l'on rend cette médication active, alors on s'expose aux nombreux inconvénients dont nous venons de parler, et à d'autres qu'il serait trop long d'énumérer.

Qu'est-il arrivé? C'est que ces inconvénients ont singulièrement fait restreindre à notre époque l'usage des vésicatoires; à peu d'exceptions près, on n'emploie guère que les vésicatoires volants ou temporaires; aussi cherche-t-on à les remplacer par d'autres moyens qui ne les égalent pas, il est vrai, en puissance stimulante, mais n'entraînent pas les accidents dont je viens de parler.

Ajoutons que l'emploi de ce moyen ne peut avoir lieu à toutes les périodes d'une maladie; il faut attendre que l'état de phlogose, d'orgasme général soit calmé, c'est-à-dire qu'il faut attendre que la maladie ait fait de graves, de dangereux progrès, et l'on s'expose ainsi à perdre un temps précieux et souvent irréparable, d'autant plus que les vésicatoires n'agissent pas à l'instant et demeurent parfois sans effet local.

Maintenant, ai-je besoin de signaler la supériorité de la *méthode hémospasique*, d'un moyen qu'on peut employer à toutes les phases d'une maladie, au commencement, au milieu, à la fin; qui n'irrite jamais ni les nerfs en général, ni le système sanguin; qui n'introduit dans l'économie aucun principe dangereux portant sur un organe quelconque; qui n'entraîne aucun inconvénient dans son emploi, sinon un trouble léger et nécessaire; qui ne détermine parmi les résultats qu'on obtient, ni ulcérations, ni eschares; qui ne gêne en rien les fonctions et agit à l'instant; qu'on peut employer, réemployer tout autant de fois qu'on le désire; enfin, dont on dirige, dont on maîtrise l'effet à volonté? Et qu'on ne dise pas que les vésicatoires ont un mode particulier d'action qu'on ne peut comparer aux révulsifs ordinaires. Il n'en est pas ainsi : les vésicatoires ne sont applicables que pour produire la révulsion, soit immédiate soit prolongée; c'est là le but unique du praticien; toute autre action salutaire qu'on leur suppose est chimérique, et nullement fondée sur les résultats cliniques.

2° Sinapismes.

Les inconvénients graves et multipliés produits par les vésicatoires ont déterminé les praticiens à recourir aux *sinapismes* et aux cataplasmes sinapisés plus souvent qu'on ne le faisait autrefois. Il est certain que ce moyen thérapeutique, rubéfiant seulement la peau, on n'a point à craindre la *vésication* et ses résultats quelquefois funestes. Cependant, il faut le dire, la stimulation produite par le sinapisme est bien inférieure à celle du vésicatoire, et la révulsion se trouve dans les mêmes proportions. D'ailleurs, nous pouvons redire ici ce que nous avons énoncé en parlant du vésicatoire. Le sinapisme est-il modéré dans son action, la médication qu'on en attend est nulle, elle trompe presque toujours l'attente du praticien. Est-elle, au contraire, forte et vive, alors il y a non-seulement une irritation générale, mais quelquefois une irritation locale qui peut aller jusqu'à la vésication, parfois si douloureuse, qu'on l'a comparée à juste titre à une véritable brûlure. La comparaison est tellement juste, qu'un praticien distingué d'un département du midi, M. le docteur Payan, traite cette vésication ordinairement très-difficile à guérir, comme une véritable brûlure, c'est-à-dire qu'il emploie le liniment *oléo-calcaire*, dont les succès sont si connus dans ce genre d'affection.

On dira sans doute qu'il faut proportionner le stimulant sinapique à la sensibilité de la peau; sans contredit, l'indication est évidente, mais comment connaître cet excès de sensibilité cutanée? on peut bien obtenir des probabilités en comparant la peau des enfants, des femmes, avec celle de certains hommes; mais il y a à cet égard des différences individuelles profondes; des inflammations érysipélateuses ne le prouvent que trop. Aucun de ces inconvénients ne se remarque dans l'emploi de l'hémospasie, et les effets obtenus sont bien plus étendus, bien autrement puissants, non-seulement parce que ce procédé s'applique à une surface plus large, mais parce qu'il agit plus profondément sur les grands systèmes de l'économie.

3° Pédiluves et manuluves.

De temps immémorial, l'on fait usage des bains de pieds, et de temps immémorial, il faut l'avouer, on n'en obtient que peu ou point de résultats; ce qui journellement n'empêche pas de les prescrire, tantôt avec une confiance routinière, le plus souvent par acquit de conscience, pour prescrire une médicamentation quelconque, satisfaire l'imagination du malade et rassurer les assistants. Or, je le demande, que peut opérer sur l'économie entière, dans un cas grave, l'immersion des pieds pendant quelques minutes dans un liquide simple ou un peu stimulant? On a beau répéter ces pédiluves, ils n'en ont guère plus d'activité; quelquefois on les rend plus efficaces en maintenant une ligature au-dessous du jarret; mais cette compression des vaisseaux poplités peut entraîner de graves inconvénients. Nul, je pense, ne s'avisera de comparer l'action des pédiluves à celle de la méthode hémospasique; ce serait mettre sur la même ligne le *minimum* et le *maximum*, ce qui, en bonne logique, est une véritable absurdité. En somme, il y a entre la méthode hémospasique et le pédiluve la proportion de 10 à 1 dans la puissance et dans l'efficacité de ces deux procédés : c'est un des principes les plus évidents de la science et du bon sens pratique. Ce que nous venons de dire pour le bain de pieds s'applique également aux manuluves.

4° Ventouses.

La haute antiquité de ce moyen en prouve évidemment l'utilité; il n'y a pas à cet égard la moindre contestation; on sait quel est leur mode d'action : qu'elles soient de corne ou de métal comme chez les anciens, de verre comme on les construit actuellement, qu'il ne s'agisse même que d'une simple corne de bœuf percée à son sommet d'un trou par lequel on exerce la succion comme cela existe encore chez certaines peuplades sauvages, l'effet est toujours le même, c'est-à-dire opérer le vide et par suite la tuméfaction et la rougeur de la peau, une injection plus ou moins marquée des capillaires. Il arrive même, dans certains cas, que si le boursouflement de la peau est considérable par une forte application de la ventouse, l'afflux des liquides devient tel, qu'il s'infiltre dans le tissu du derme, forme de larges ecchymoses, soulève l'épiderme, et peut même le déchirer.

Certes, un pareil moyen thérapeutique n'est pas sans avoir une action plus ou moins marquée sur l'économie, selon qu'on multiplie les ventouses et qu'on leur donne plus d'ampleur. Je me garderai donc bien de blâmer le principe, puisqu'il est bon et salutaire; mais quelle peut être l'action révulsive d'une ventouse de quelques centimètres de surface? Comment espérer qu'une pareille dérivation ou révulsion puisse influer d'une manière prompte, formelle, évidente sur l'économie? Si cette même révulsion est, comme on doit le croire, proportionnelle à l'*aire* de la ventouse, elle est peu considérable; aussi arrive-t-il que bien souvent, après une application de ventouses, la maladie reste absolument la même dans sa force et dans son intensité; que si on les multiplie, on augmente les douleurs, on fatigue le malade sans obtenir plus de succès, au moins de ces succès qui frappent les yeux par leur incontestable évidence. Eh bien! s'il est vrai, comme on ne peut le nier, que la force attractive des ventouses dépend de leur étendue, qu'on juge de la différence produite par cette force attractive exercée sur une petite surface avec celle qui s'opère sur une étendue considérable. On peut comparer ces effets si marqués dans leur différence à celui que produit un petit levier employé pour soulever un poids considérable, au lieu d'un grand et puissant levier, seul capable de vaincre les obstacles : cette logique, armée de faits, répond de reste aux deux objections suivantes :

La première est que les petites ventouses peuvent être scarifiées, et qu'il est possible de tirer ainsi un peu de sang, ce qui contribue d'autant plus à la guérison. A cela je réponds que s'il s'agit d'une émission de sang un peu considérable, autant, et mieux peut-être, vaudrait-il pratiquer une saignée; mais, si l'on ne tire qu'un peu de sang par la ventouse, cette petite perte de sang est à peu près de nul effet, à moins que ce ne soit sur un point très-circonscrit, comme dans la pleurésie costale : d'ailleurs, s'il était nécessaire, on peut pratiquer également des scarifications ou des mouchetures sur les membres durant l'application hémospasique.

La seconde objection est qu'on peut appliquer les petites ventouses sur presque toute la surface du corps. Cette objection n'est que spécieuse; en effet, d'une part, on peut appliquer notre appareil aux extrémités supérieures comme aux extrémités inférieures; en second lieu, la puissance révulsive est telle, au moyen de la méthode hémospasique, que de proche en proche elle opère immanquablement sur des parties fort éloignées. Que se propose-t-on en recourant aux ventouses? de détourner, de déplacer une certaine masse de sang; or, plus la puissance attractive sera élevée, plus ce déplacement sera considérable. De ce fait érigé en loi, on arrive nécessairement à des conclusions que la science avoue et que l'expérience légitime.

3° Moxas.

Qui ne connaît et qui n'a entendu préconiser ces paroles, attribuées à Hippocrate? « Ce que les médicaments ne guérissent pas, le fer le guérit; ce que le fer ne guérit pas, le « feu le guérit. »

Ce sont là de ces sentences, qui, prises dans un sens trop rigoureux, manquent absolument de vérité; on peut dire que bien souvent ce que les médicaments ne guérissent pas résiste également au fer et au feu; il n'y en a que trop d'exemples!

La *moxibustion*, pour me servir de l'expression de Percy, en est un des plus remarquables.

A l'exemple des Chinois et des Japonais, on a voulu guérir une foule de maladies par ce moyen thérapeutique. Les résultats n'ont pas répondu aux espérances; aussi maintenant ne fait-on qu'un emploi très-restreint du moxa dans toutes ses variétés de volume et de composition. S'il ne s'agit que d'employer un moyen énergique, s'il est vrai que toujours, dans ce cas, la douleur est curative, si l'on peut considérer l'eschare qui en résulte comme une espèce d'exutoire, il est certain que le moxa serait supérieur à une foule d'autres agents; mais malheureusement il n'en est pas ainsi, et souvent on brûle, on torture les malades sans obtenir de résultats satisfaisants. La vive douleur est un moyen sur lequel comptent les praticiens qui ont recours à la *moxibustion;* mais, outre qu'elle n'est pas toujours efficace, cette douleur est intolérable pour certains sujets très-nerveux, très-irritables.

C'est dans cette circonstance que Percy vanta son moxa fait avec la moelle de sureau ou celle d'*hélianthus annuus*, et qu'il qualifia du nom séduisant de *moxa de velours*, mais inutilement. Ces prétendus *moxas de velours* ou ne produisent pas assez d'effet, ou en produisent trop. Ces effets secondaires, qui ont aussi plus ou moins d'intensité suivant l'espèce de moxa qu'on emploie, sont une excitation inflammatoire provoquant la séparation de l'eschare, et une suppuration profonde qui a le caractère des ulcères, des brûlures : on a beaucoup espéré de ces effets secondaires, et cependant leur efficacité est encore problématique. Quoi qu'il en soit, je suis fermement persuadé que les moxas, appliqués comme révulsifs, et malgré la vive et profonde douleur qu'ils occasionnent, ne produisent que parfois les bons résultats obtenus par la méthode hémospasique, qui réunit à ces avantages particuliers celui de ne pas torturer les malades, de ne pas effrayer leur imagination, et de ne pas les condamner à des souffrances trop souvent inutiles. Aussi, je le répète, l'emploi des moxas devient-il assez rare. Il y a vraiment une sorte de cruauté médicale à recourir à une semblable médication quand on peut disposer d'autres moyens plus doux, plus actifs et d'une plus facile application.

Ce que je viens de dire des moxas peut s'appliquer à beaucoup de caustiques; sans nier leur utilité dans certains cas assez restreints de névralgies, on peut assurer que leur action toute locale n'influe en rien sur le système général de l'économie. Du reste, disons-le bien haut, afin qu'on ne se méprenne pas sur nos intentions, nous ne voulons ici que restreindre l'utilité des moxas au traitement local de certaines affections, telles que quelques maladies de la moelle épinière, etc.

6° Cautères-sétons.

Quand la doctrine de l'humorisme régnait dans la science, et il y en a encore des vestiges, les cautères ou *fonticules* furent singulièrement préconisés et employés.

Il est étonnant combien dans le siècle dernier on avait foi dans ce moyen pour *détourner* l'humeur, comme on disait alors; bien plus, on en faisait une règle de prophylactique dans beaucoup de maladies, et même dans les épidémies.

Maintenant, non-seulement l'usage en est infiniment restreint, mais on y applique une théorie qui paraît plus rationnelle ou mieux fondée; c'est afin de produire, dit-on, une révulsion sur un ou plusieurs points déterminés au moyen d'une suppuration artificielle entretenue plus ou moins longtemps.

Il est certain qu'un morceau de potasse caustique, appliqué sur la peau, détermine une eschare assez profonde; qu'un séton établi à la nuque ou autre part occasionne une irritation locale, dont les effets sympathiques peuvent se prolonger plus ou moins loin et avec plus ou moins d'intensité. Mais à cet égard, il y a deux observations à faire : la première, que cette irritation locale, à moins d'employer un procédé éminemment actif, est dans le fond peu retentissante dans l'économie; la seconde, qu'au bout d'un certain temps, l'effet cesse à peu près entièrement. On est alors dans l'obligation de recommencer l'opération, c'est-à-dire d'ouvrir de nouveaux fonticules ou cautères, ce qui n'est pas toujours sans inconvénient et présente plus d'une difficulté ; ou bien on a recours à des pommades excitantes pour ranimer à chaque instant la vitalité de la surface ulcérée, ce qui présente de nouveaux inconvénients. En effet, beaucoup de cautères s'irritent, et leur surface exhale du sang ; d'autres fois des érythèmes et de véritables érysipèles surviennent, parfois d'une guérison si difficile, qu'on est obligé pour l'obtenir de supprimer l'exutoire lui-même. J'ajoute que de longues suppurations finissent par altérer l'organisme en général, surtout chez les enfants, par atrophier même les membres sur lesquels on les établit ; enfin quand ils sont anciens, lorsqu'il est bien démontré qu'ils sont sans efficacité, ce n'est pas toujours impunément qu'on les supprime. Qu'en résulte-t-il? c'est une insupportable et continuelle suggestion ou un perpétuel danger. Cela doit être ; un cautère n'est pas autre chose qu'un ulcère, une maladie, et un ulcère est toujours une chose grave dans l'économie, et on ne le guérit pas toujours impunément.

Assurément rien ne s'observe de semblable, quand on a recours à notre méthode hémospasique ; salutaire énergie de moyen, puissance de révulsion, gradation dans cette révulsion, forte direction du sang vers le membre soumis à l'action du procédé, emploi plus ou moins réitéré de ce procédé sans aucun accident immédiat, ni local, ni général, aucun inconvénient consécutif à craindre dans l'avenir, douleur nulle ou très-modérée ; ni plaie ni ulcération, ni eschare laissant des cicatrices indélébiles, enfin aucun phénomène morbide exigeant continuellement une surveillance attentive de la part du praticien ; certes, voilà bien des avantages, et l'expérience en démontre la réalité.

9° Emploi de la glace sur la tête.

Quoique ce moyen sorte du cadre que je me suis tracé, quoiqu'il soit plutôt employé en qualité de sédatif que de révulsif, j'en ai vu très-fréquemment de si fâcheux résultats, que je regarde comme important de les signaler. Que se propose-t-on dans l'emploi de la glace sur la tête dans la méningite, surtout celle des enfants ? De modérer la phlogose cérébrale, de refouler, pour ainsi dire, le sang qui continue d'affluer dans l'organe malade. Mais y réussit-on ? Pour moi, je suis loin de le croire, ainsi que d'habiles praticiens. D'une autre part, pense-t-on qu'il n'y ait rien à craindre de placer constamment le cerveau d'un enfant sous une couche de glace ? L'effet le plus assuré qu'elle produit est un effet stupéfiant qui n'est pas sans danger.

Ajoutez que si l'application n'est pas soutenue, et elle ne l'est pas toujours, il se fait à l'instant même une réaction en sens inverse qui dépasse et augmente singulièrement le degré primitif d'inflammation. Ce phénomène s'observe dans l'état ordinaire, quand on manie de la neige ou de la glace : qu'on juge ce qui doit avoir lieu, lorsqu'il y a une phlegmasie préexistante. D'ailleurs, quelque précaution que l'on prenne, quelque portion de liquide glacé s'échappe et coule sur le corps du jeune malade et peut occasionner les plus graves accidents.

Il n'y a pas longtemps que j'ai vu un enfant, qui, atteint d'une méningite grave, et traité de cette manière, eut le bonheur d'échapper aux accidents ; mais à peine la convalescence était-elle commencée que le liquide glacé qui coulait sur la tête ayant refroidi l'enfant, il se déclara une pneumonie qui faillit devenir mortelle. Cette pratique, je le répète, est dangereuse, et on n'y a recours probablement que par cette habitude, qui tient ou à la routine ou à des préjugés systématiques.

Telles sont les considérations que je me suis proposé de présenter à l'Académie des sciences.

On a vu qu'il s'agissait d'apprécier la valeur des moyens de thérapeutique qui passent pour avoir le plus d'action sur l'organo-dynamisme de notre économie.

Je crois avoir démontré, d'après l'expérience, que si ces moyens ont une certaine action, elle est bien moins grande qu'on ne le croit, et surtout que beaucoup d'inconvénients en sont la suite plus ou moins immédiate, tandis que la méthode hémospasique ne présente rien de semblable. Peut-être, dira-t-on que, comme beaucoup d'auteurs de procédés nouveaux, je ne vois que le bon côté du mien; eh bien! c'est une erreur. Non, je ne m'abuse pas sur les avantages de l'hémospasie ou puissance révulsive à un haut degré; non, je ne suis point aveuglé par la prévention.

Depuis dix-sept ans que j'y ai recours, ainsi que beaucoup de confrères, nous avons obtenu les résultats les plus satisfaisants, et faciles à concevoir, physiologiquement et médicalement parlant.

Toutefois, je ne puis m'empêcher de répéter ici ce que j'ai dit dans les précédents mémoires.

C'est que la méthode hémospasique, au lieu d'être employée de bonne heure, afin d'enrayer dès son origine, s'il est possible, le *molimen* morbide, ne semble que la dernière ressource, l'*ultima ratio* de certains praticiens. Il en résulte que les effets de cette méthode ne sont pas toujours aussi évidents, aussi constants qu'on aurait lieu de l'espérer. Je ferai remarquer encore qu'il est fâcheux que ce procédé, dont personne ne nie les avantages précieux, n'ait pas toute la publicité pratique qu'il mérite.

L'indifférence et la routine, ces écueils du progrès dans les sciences, ont jusqu'à ce jour empêché la généralisation de ma méthode, sur l'utilité de laquelle je viens de nouveau appeler l'attention de l'illustre assemblée. Car j'ai l'intime conviction que plus mes confrères en multiplieront l'emploi, plus ils verront se dissiper leurs doutes, par les avantages qu'ils en recueilleront infailliblement.

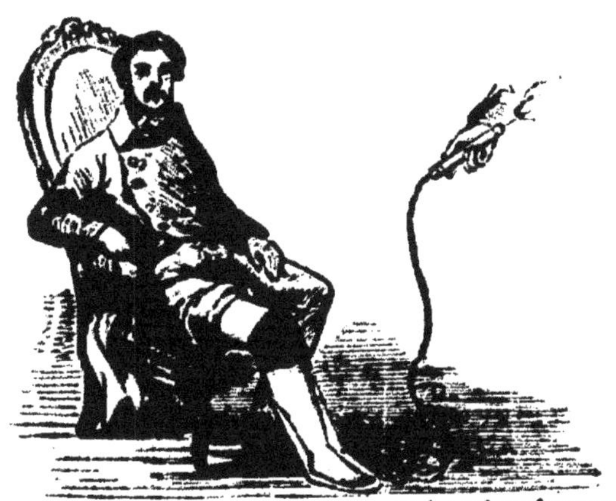

Appareil hémospasique de cristal, servant à attirer le sang vers l'une des extrémités inférieures.

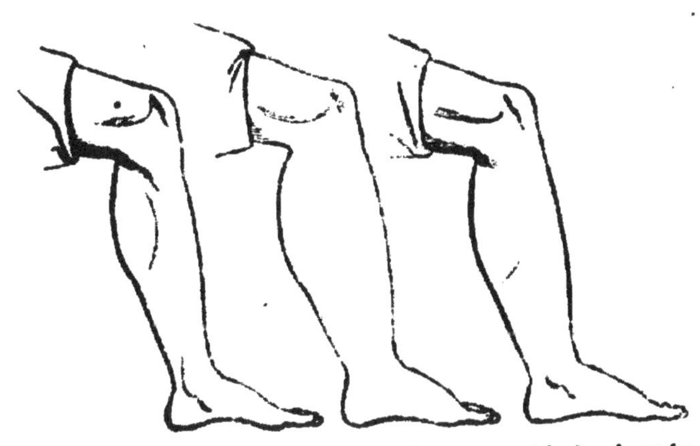

Jambe représentée avant, après, et le lendemain d'une application hémospasique.

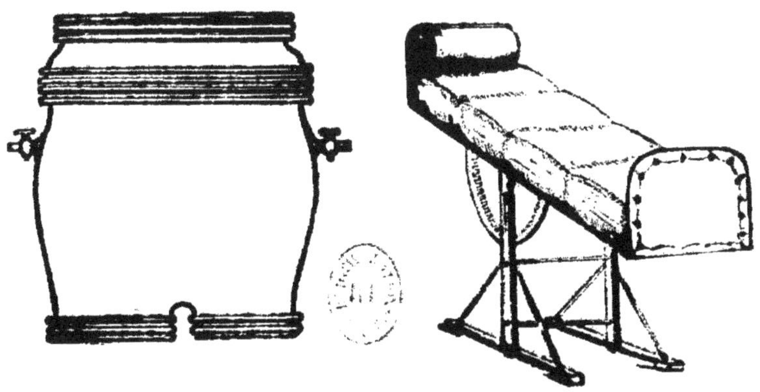

Appareil hémospasique pelvien agissant depuis la hauteur de la ceinture jusqu'au tiers supérieur des extrémités inférieures.

Plan incliné pour faciliter certaines applications hémospasiques.

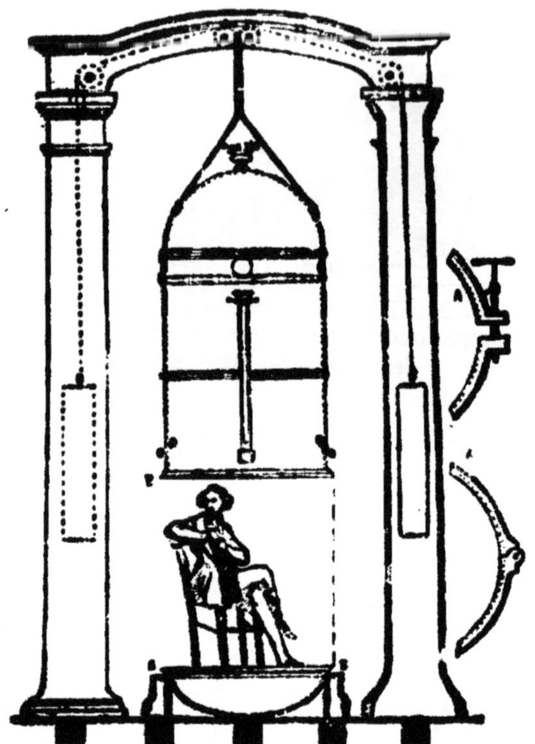

Cloche à air comprimé pour le traitement de la surdité.

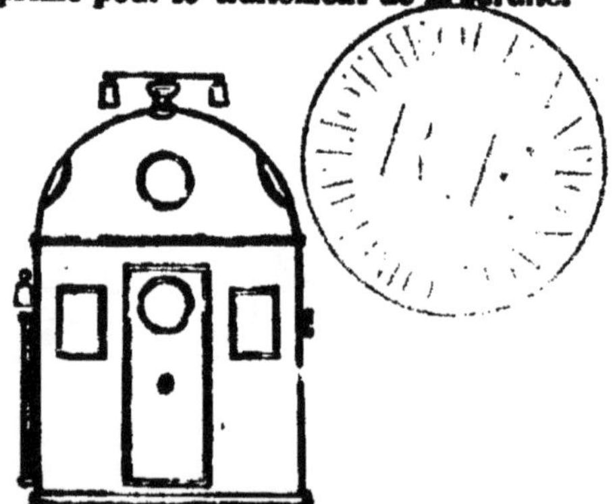

Chambre à air comprimé destinée au traitement de différentes affections chroniques.

Paris.— Imp. de H. V. de Surcy et Ce, rue de Sèvres, 37.

www.ingramcontent.com/pod-product-compliance
Ingram Content Group UK Ltd.
Pitfield, Milton Keynes, MK11 3LW, UK
UKHW012133240726
13965UKWH00005B/2162